COUP-D'OEIL

SUR LES

EAUX MINÉRALES

DU DÉPARTEMENT

DES VOSGES,

Par le Dr HAXO,

Secrétaire perpétuel de la Société d'Émulation et membre du Conseil académique du département des Vosges.

ÉPINAL,

IMPRIMERIE D'A. CABASSE, RUE DU COLLÉGE.

1851.

Les eaux minérales et thermales sont une des plus précieuses ressources que la nature ait départies à l'homme pour guérir ses maux, alléger ses douleurs, et l'on ne saurait trop admirer la variété de composition et de température qu'on rencontre dans ces curieux produits des combinaisons souterraines de tant d'éléments divers. Sous ce rapport, le département des Vosges n'est pas un des moins bien partagés ; ses établissements de bains sont une de ses plus précieuses industries ; ils constituent la principale et même l'unique richesse de certaines localités de nos contrées, et c'est grâce aux sources bienfaisantes qui y ont été découvertes, qu'elles voient chaque année accourir de tous les points de la France de nombreux visiteurs qui viennent leur demander le rétablissement d'une santé altérée ou une diversion à leurs ennuis. Nous avons pensé qu'il ne serait pas sans avantages pour notre pays si pittoresque, et pourtant si peu connu, de mettre en relief nos établissements thermaux, non-seulement sous le rapport de leurs qualités sanitaires, mais encore sous celui des ressources qu'offrent au baigneur malade et au baigneur curieux ou ennuyé, les lieux occupés par les sources, le pays qui s'offre aux curieuses investigations, les habitudes qu'on y rencontre, le genre de vie qu'on y mène et les diverses classes de personnes qui les fréquentent.

Nous n'ignorons pas que des traités spéciaux ont été écrits sur chacun de nos établissements d'eaux minérales par des hommes assurément fort compétents et plus capables que nous de les faire apprécier des savants et des hommes du monde ; nous avons lu la plupart de ces productions remarquables à plus d'un titre, et nous n'avons pas la prétention de parler de Plombières, par exemple, mieux que n'a fait notre ami, le docteur Turck, ou d'en remontrer sur Contrexéville à l'expérience du docteur Mamelet ; c'est là une prétention que nous ne saurions avoir :

notre seul but est de présenter, dans une série d'articles successifs, un tableau aussi abrégé que possible de chacune des localités de notre département où se trouve quelque source minérale, et, en évitant avec soin d'effrayer nos lecteurs par des termes par trop scientifiques, d'inspirer à ceux qui ne les connaissent pas l'envie d'aller sur les lieux mêmes vérifier l'exactitude de nos descriptions et la vérité de nos aperçus.

Ainsi, tour à tour nous parlerons de Bussang, Contrexéville, Bains, Plombières, et nous terminerons par quelques mots sur Bulgnéville et Saint-Vallier où existent des sources, à la vérité peu connues, mais qui n'en possèdent pas moins des propriétés constatées par des hommes dont la compétence en pareille matière ne saurait être contestée, propriétés qui pourront un jour valoir, aux deux localités dont nous venons de parler, une réputation qui leur manque aujourd'hui. Nous allons commencer le cours de nos explorations par Bussang, dont l'eau n'est employée qu'en boisson et qui ne comporte pas de grands détails.

COUP-D'ŒIL

SUR LES

EAUX MINÉRALES

DU

DÉPARTEMENT DES VOSGES.

BUSSANG.

L'eau de Bussang est de nature ferrugino-gazeuse, froide, limpide, d'une saveur aigrelette et légèrement stiptique ; quand on la reçoit dans un verre à la source même, elle mousse comme le vin de Champagne, et quand on la mêle au vin ordinaire, dans les repas, elle lui communique un goût agréable qui fait que sans aucun besoin, sans aucune indication thérapeutique, on l'emploie très-souvent au lieu d'eau simple pour tremper le vin. Cette eau, très-répandue en France, ne se boit pas sur les lieux ; elle se transporte à toute distance, quelquefois très-loin, et particulièrement à Paris où on en fait une grande consommation, dans des bouteilles d'un verre mince, légèrement jaunâtre, fabriquées exprès pour cet usage; il est à regretter que jusqu'ici le propriétaire de la source n'ait pas jugé convenable de recouvrir les bouchons d'une capsule métallique, destinée à empêcher l'évaporation qui a lieu très-facilement, ce qui nuit beaucoup à la qualité de l'eau expédiée, car c'est principalement le gaz acide carbonique qu'elle contient qui la fait tant rechercher des gourmets. De plus, le carbonate de fer, privé de l'excès d'acide qui le tient en dissolution, se précipite sous forme d'un sédiment rougeâtre et cesse d'agir avec efficacité. C'est une amélioration nécessaire que nous signalons ici, et il n'y a pas à douter qu'un jour ou l'autre elle ne soit introduite dans l'exploitation à laquelle donne lieu l'eau de la source de Bussang.

Nous avons dit que cette eau ne se boit pas sur les lieux; et, en effet, il n'y a, près des deux sources par lesquelles elle s'écoule, aucun établissement propre à la consommation. L'espèce de petit châlet sous lequel est située la source d'en bas, la seule utilisée, car celle d'en haut est trouble, ne sert absolument qu'à l'abriter et à permettre aux personnes qui mettent l'eau en bouteille de se livrer à cette occupation, incessante dans la saison, sans être exposées aux injures du temps. Ces sources jaillissent sur une petite hauteur, à gauche de la route d'Epinal à

Mulhouse, à environ deux kilomètres du village dont elles ont emprunté le nom, et un peu au-dessous de l'endroit où l'on montre la source de la Moselle. L'établissement fort peu considérable qui sert à l'exploitation et la fontaine elle-même appartiennent à M. Tocquaine, pharmacien à Remiremont, qui fait un commerce très-étendu de cette eau, et qui pourrait l'étendre encore s'il mettait en usage le moyen que nous indiquons plus haut pour empêcher l'évaporation. L'eau de Bussang est employée avec succès dans les affections chroniques de l'estomac, dans certaines affections des femmes qui donnent lieu aux pâles couleurs, dans la gravelle, les maladies goutteuses, et, en général, dans toutes les affections où réussissent les eaux ferrugineuses et gazeuses; on a prétendu dans ces derniers temps qu'elle contenait de l'arsenic; MM. Chevalier et Schanefele prétendent l'avoir constaté dans leurs analyses, et l'on ne peut guère révoquer en doute le résultat des travaux de ces deux savants chimistes; mais, en tous cas, les principes arsénicaux ne doivent s'y rencontrer qu'à de très-minimes proportions, car nous n'avons jamais constaté le moindre inconvénient dans son usage, même très-longtemps prolongé; et, d'ailleurs, sa qualité éminemment diarétique, en rendant l'ingestion très-passagère, on ne saurait concevoir la moindre inquiétude de son emploi.

Pour n'être pas un établissement proprement dit d'eau minérale, c'est-à-dire un lieu où l'on boit, où l'on prend des bains, Bussang n'en est pas moins un endroit fort curieux à visiter, ne fût-ce que comme but de promenade : c'est l'un des points les plus pittoresques des Vosges ; on y arrive en remontant la vallée de la Moselle, qui, par sa sauvage beauté, par les riches établissements industriels qui s'y rencontrent, par les gracieux villages qui ornent les deux côtés de la rivière, ne le cède à aucune autre, et peut être comparée aux plus belles vallées de la Suisse ou du Palatinat. Plus on avance, plus les montagnes se resserrent, et plus la rivière se trouve encaissée, plus aussi elle devient semblable à un ruisseau, jusqu'à ce qu'arrivé à sa source, on trouve à peine quelques minces filets de l'eau la plus claire et la plus limpide, qu'on a peine à se figurer comme l'origine de ce puissant cours d'eau qui, né humblement au milieu des sapins qui ombragent une des rampes de la côte de Bussang, augmente bientôt son volume du tribut que lui paient les ruisseaux plus ou moins considérables qui affluent de chacune de ses rives, sans jamais troubler sa limpidité, et qui, après avoir mis en mouvement les innombrables machines auxquelles elle sert de moteur, va s'unir majestueusement au Rhin et se perdre avec lui dans les sables de la mer d'Allemagne. Assurément, les touristes, qui vont chercher au loin des objets dignes de leur admiration, ne peuvent rien trouver de plus beau que cette magnifique vallée de la haute Moselle, venant aboutir à ce hardi tunel, au moyen duquel on a rendu presque insensible la pente beaucoup trop rapide de la côte de Bussang; de là, on passe dans cette riche vallée de Saint-Amarin, la merveille de l'Alsace, une des plus riantes, des plus pittoresques qu'on puisse parcourir, et qui conduit le voyageur, aussi étonné que ravi, au sein de cette prodigieuse création industrielle de MM. Gros, Romans et Comp^e^, qu'on appelle Wesserling.

CONTREXÉVILLE.

Les eaux de Contrexéville jouissent depuis longtemps d'une réputation méritée, et la société aussi nombreuse que choisie, qui chaque année vient en faire usage, est une preuve nouvelle de leur efficacité.

En effet, le pays par lui-même n'a rien qui puisse attirer, et il faut avoir un besoin réel des eaux dont nous parlons pour se décider à braver les ennuis d'un voyage à travers un pays, riche et bien cultivé, nous en convenons, mais qui n'a rien du pittoresque et de l'accidenté que recherchent particulièrement les hôtes habituels des établissements thermaux.

On ne voit Contrexéville, pour ainsi dire, que lorsqu'on y entre : il est caché derrière un repli de terrain, au centre d'un vallon, assez riant du reste, qu'arrose le Vair, et environné de monticules boisés qui de toutes parts bornent l'horizon. Le village n'a rien de remarquable, loin de là, et l'on ne comprend pas comment l'autorité locale s'est montrée jusqu'alors si peu soucieuse des intérêts de la commune, qu'elle n'ait rien tenté pour embellir des lieux si souvent visités par des étrangers, pour créer des promenades, assainir les rues boueuses du village, encaisser la rivière, prouver enfin aux buveurs d'eau, leurs hôtes de chaque année, qu'on veut leur faire les honneurs du pays et le leur faire regretter quand ils l'auront quitté.

L'établissement tombait en ruines; mais le nouveau propriétaire travaille à y faire les nombreuses réparations nécessitées par l'incurie de l'ancien. Il a sous la main tout ce qu'il faut pour cela: la maison, le salon de conversation, le pavillon de la source, le jardin, sont dans la plus heureuse position. L'eau du Vair et du ruisseau de Suriauville font de tout cela une île véritable, et il ne faut que du goût et quelque peu de dépense pour en faire une île enchantée.

Les sources de Contrexéville sont au nombre de deux: l'une sert exclusivement aux bains; l'autre, située sous un élégant pavillon octogone, auquel on arrive par une jolie pelouse environnée des bâtiments formant l'ensemble de l'établissement, n'est usitée qu'en boisson. C'est de cette dernière seule que nous avons à nous occuper.

Elle est froide; elle exhale une odeur évidente de fer; sa saveur est fraiche, piquante, légèrement stiptique; elle est claire et limpide, mais après être restée quelques instants exposée à l'air, elle se recouvre d'une pellicule irrisée. Elle laisse dans le bassin qui la reçoit des traces très-visibles du fer qu'elle contient, sous forme d'un sédiment rougeâtre qui s'aperçoit même dans le lit de la rivière, à l'endroit où l'excédent de l'eau de la fontaine vient s'y perdre. Elle mousse légèrement, ce qui tient à la présence du gaz acide carbonique; aussi, est-elle affaiblie par l'évaporation, ce que les buveurs savent si bien, que les habitués préfèrent en prendre deux demi-verres qu'ils avalent rapidement coup sur coup, que d'en boire un verre entier à la fois, prétendant que la dernière moitié ne vaut pas la première.

Les diverses analyses qui ont été faites de l'eau de Contrexéville constatent qu'elle contient une fois et demie son volume de gaz acide carbonique à l'état libre, des sels à base de chaux, de magnésie, et entr'autres, pour moitié au moins, du sulfate de chaux, enfin une petite quantité de crénate de fer. On s'accorde à lui reconnaître beaucoup d'analogie avec les eaux de Pougues, dans le département de la Nièvre; aussi, est-elle ordonnée dans les mêmes occasions et pour les mêmes affections.

On la prescrit, le premier jour, à la dose de deux ou trois verres, d'un tiers de litre environ chacun ; on la boit le matin à jeun, en augmentant successivement le nombre des verrées jusqu'à douze et même quinze dans une matinée ; quelques buveurs vont même jusqu'à vingt sans en être incommodés. Ensuite, on diminue graduellement la dose vers les trois ou quatre derniers jours, de manière à finir par la même quantité qu'en commençant.

Rien n'est plus rapide que l'absorption de cette eau ; elle est diurétique au plus haut degré et même purgative, surtout au début ; aussi, rien n'est plus curieux que de voir les buveurs se promenant gravement dans le jardin, s'approchant chaque quinze à vingt minutes de la source, puisant dans le verre dont chacun est muni, la dose qui lui paraît suffisante, marquant le nombre des verres ingérés ou à ingérer encore, par toutes sortes de moyens, comme des petits cailloux qu'on amasse et qu'on met dans sa poche au fur et à mesure de la consommation, ou des crans qu'on fait à une carte, etc. ; puis, quelques minutes après, se dirigeant en toute hâte vers de petits cabinets ménagés dans les bosquets, et ne parvenant pas toujours à dissimuler leur déconvenue quand ils trouvent le cabinet occupé déjà par quelque buveur plus diligent.

Beaucoup de malades absorbent ainsi jusqu'à

huit à dix kilogrammes d'eau dans l'espace de deux à trois heures, et établissent ainsi un véritable courant à travers leurs organes urinaires. Ces courants, emportant avec eux les mucosités, les concrétions qu'elles rencontrent, en débarrassent les organes qui les contenaient, et particulièrement la vessie sur les parois de laquelle l'eau ingérée exerce une action légèrement stimulante, et les personnes affectées de calculs les rendent presque toujours, après quelques jours de l'usage des eaux, pourvu qu'ils ne soient pas d'un volume trop considérable.

Mais il ne faut pas croire que l'action des eaux de Contrexéville se borne à ce simple travail d'élimination, elles exercent aussi une véritable action sur la matière même des calculs, et il n'est pas rare de voir, sur des calculs rendus par des malades, des sillons irréguliers ou des dépressions inégales qui, au dire du docteur Mamelet, sont les traces évidentes de l'action de l'eau sur les concrétions; ainsi, non-seulement l'eau de Contrexéville agit mécaniquement, pour ainsi dire, à la manière d'un véritable courant, mais aussi par une action évidemment désagrégeante, qui, suffisamment prolongée, finit par diviser, par atténuer les calculs trop volumineux pour être entraînés, et par les réduire en portions plus petites, qui peuvent être plus facilement rendues. Il n'en faut pas conclure toutefois que ces eaux parviendraient à dissoudre des pierres d'un assez gros volume; ce serait une erreur; elles n'agissent guère qu'à la surface et déterminent, par leur action érosive, des aspérités qui deviennent quelquefois très-douloureuses. Il n'est pas sans exemple qu'une personne arrivée à Contrexéville dans la persuasion qu'elle n'est affectée que d'un catarrhe vésical ait éprouvé au bout de quelques jours ces douleurs assez vives, accompagnées d'autres symptômes qui lui révélaient la présence de la pierre, et cela par suite de cette érosion successive dont nous parlons plus haut. Ce n'était pas l'eau de Contrexéville qui avait donné la pierre, elle l'avait seulement décelée. Dans ce cas, il faut cesser l'usage de l'eau et recourir bien vite à la litholritie.

On a voulu, dans ces derniers temps, comparer les eaux de Vichy à celles de Contrexéville; on a même été jusqu'à dire que les premières étaient bien supérieures contre la gravelle, en sorte qu'il en est résulté un véritable discrédit pour Contrexéville, circonstance qui, jointe à l'état d'abandon dans lequel l'ancien propriétaire laissait un établissement qui réunissait par lui-même tant d'éléments de succès, avait fait déserter la source Vosgienne.

Mais les eaux de Contrexéville diffèrent essentiellement de celles de Vichy; non-seulement elles conviennent dans toute espèce de gravelle et même dans les catarrhes de vessie, ce qui n'est pas toujours vrai pour Vichy; mais ensuite, loin d'enduire le calcul vésical d'une sorte de mucilage qui en masque les aspérités, ainsi qu'on le remarque à la suite de l'usage de l'eau de Vichy, ce qui peut induire sur la nature du mal dans de très-graves erreurs, elles décèlent, au contraire, la présence de la pierre et donnent souvent l'éveil au malade qui en est atteint. Aussi, ne doutons-nous nullement qu'à l'aide de cette vérité bien établie et bien constatée, comme aussi à l'aide des réparations qui se font en ce moment même, sous l'habile inspiration du propriétaire actuel, les personnes atteintes de gravelle ne retrouvent bientôt le chemin de Contrexéville, et que la compagnie choisie qui s'y donne chaque année rendez vous ne prenne de jour en jour plus d'extension, pour peu surtout que l'autorité du lieu fasse enfin quelques efforts pour attirer les étrangers et pour les retenir.

Les bains, à Contrexéville, ne sont qu'un accessoire, et bien des buveurs n'en usent que comme moyen de propreté; les douches sont d'un usage plus général; il semble que l'ébranlement qu'elles communiquent aux reins favorise le déplacement des graviers et par suite leur expulsion.

Il n'est pas dans les habitudes de boire de l'eau minérale pendant les repas, sans doute parce que, mêlée aux aliments, elle ne serait pas supportée, à cause de ses effets laxatifs. Toutefois, elle ne fatigue pas l'estomac; car, on remarque que chez presque tous les buveurs, malgré l'énorme quantité d'eau ingurgitée chaque matin, il y a, au bout de quelques jours, un véritable redoublement d'appétit.

On trouve à l'établissement même une bonne table et des appartements confortables. Deux ou trois maisons du village sont aussi ouvertes aux buveurs qui y trouvent une vie commode et facile. Le soir, le salon de conversation réunit nombreuse société; on y joue, on y lit les journaux, on fait de la musique, on danse même au besoin, en un mot, il offre un refuge précieux, non-seulement contre le mauvais temps, mais aussi contre la fraîcheur du soir, de laquelle il faut beaucoup se défier. Somme totale, une saison à Contrexéville peut être tout aussi agréable qu'ailleurs, malgré la monotonie un peu maussade du pays et la malpropreté du lieu; nous y avons vu régner quelquefois beaucoup de gaîté, beaucoup d'entrain, comme aussi le meilleur ton, et s'y former des relations dont on a lieu d'être satisfait; la preuve c'est qu'on y revient, et que si, dans un premier voyage, on y arrive avec un pressentiment d'ennui, rarement justifié, on y retourne presque toujours avec plaisir et empressement.

PLOMBIÈRES.

De tous les établissements thermaux du nord-est de la France, Plombières est incontestablement l'un des plus considérables et le plus important. Ses sources nombreuses, de composition chimique variées, son heureuse position, son aspect pittoresque, son climat salubre, ses promenades délicieuses, la liberté absolue dont on y jouit, les soins dont on y est entouré de la part d'une population attentive et empressée; tout cela, réuni à l'efficacité réelle des eaux, concourt à faire chaque année de Plombières le rendez-vous d'une société nombreuse et choisie.

Située dans une vallée profonde, la ville de Plombières s'étend, dans la direction de l'ouest à l'est, sur les deux rives de l'Augronne, sorte de torrent qu'une voute dérobe en partie aux regards, et aux pieds de deux montagnes fort élevées qui l'enserrent de toutes parts entre leurs flancs rapprochés. Quand on y arrive par la route d'Epinal, à la vue des vapeurs qui s'élèvent de la ville qu'on ne voit pas encore, il semble qu'on descende au fond du cratère élargi de quelque volcan, et bientôt, au fur et à mesure qu'on avance sur la pente rapide qui y conduit, on distingue les toits des maisons et de charmants cottages jetés pittoresquement au milieu des pelouses qui ornent les flancs fortement inclinés des montagnes dont le sommet est couronné de verdoyantes forêts. Rien de plus singulier, rien de plus étrangement beau que l'aspect de Plombières vu ainsi du sommet de la montagne qu'il faut gravir pour aller à Epinal; puis, quand on est enfin parvenu au fond de la vallée, on tourne brusquement à droite, et l'on a devant soi la plus grande partie de la ville, c'est-à-dire une rue large, bien pavée, bordée de trottoirs, le long desquels s'élèvent des maisons d'un aspect généralement élégant et qui, dans la saison des eaux, sont toutes transformées en hôtels garnis à l'usage des baigneurs. Au fond de cette rue, s'élève le principal établissement de bains, le bain National, véritable monument au-dessus duquel se trouvent le salon de réunion et la salle de spectacle. En face, et occupant le milieu de la chaussée, à son endroit le plus large, on voit un dôme vitré, d'une forme légère et élégante, qui recouvre une très-belle salle de bains, dans laquelle on descend par quelques marches. Cette charmante construction a remplacé l'ancien bain des Romains; son pavé, tout en marbre des Vosges, et chauffé par l'eau même des bains, sert de promenade aux habitants pendant l'hiver. L'ensemble de ce tableau, vu du haut de la rue, c'est-à-dire du point où viennent se joindre les routes d'Epinal et de Remiremont, vis-à-vis l'église, ne manque ni de grandeur ni d'élégance, et donne aux arrivants la meilleure idée de la ville, dont il constitue d'ailleurs à peu près la totalité.

Peu de villes sont aussi riches en établissements thermaux. En effet, on en compte cinq, qui sont : le bain National, le bain Tempéré, le bain des Capucins, le bain des Romains et le bain des Dames.

Le plus vaste de tous est le bain National : outre une grande piscine, divisée en deux compartiments, il contient un assez grand nombre de cabinets particuliers et deux petites piscines de marbre destinées aux personnages de haute distinction, qu'il n'est pas rare de voir à Plombières. Cet établissement contient en outre des cabinets de douches et des étuves, dont la plus chaude a reçu le surnom d'*Enfer*. Ainsi que nous l'avons dit, ce bâtiment contient un vaste salon magnifiquement orné, dont une partie sert de salle de billard et de lecture des journaux, tandis que l'autre est uniquement réservée à la danse, aux concerts et aux réunions quotidiennes de la société élégante et choisie qui peuple toujours Plombières pendant les trois mois environ que dure la saison.

Le bain Tempéré n'est séparé du précédent que par une rue fort étroite, et l'on va de l'un à l'autre au moyen d'un pont jeté au-dessus de cette rue. Dans celui-ci, on trouve quatre belles piscines en marbre des Vosges, toutes quatre d'une température différente ; il y a aussi des cabinets particuliers pour les personnes qui ne s'accommodent pas des bains en commun, et où l'on peut, au besoin, prendre la douche.

Le bain des Capucins doit la réputation dont il

jouit à la faculté qu'on lui accorde d'être un remède certain contre la stérilité ; mais cette réputation, comme beaucoup d'autres, est sujette à contestation, et il convient de ne pas trop s'appesantir sur les cures merveilleuses qu'on attribue à l'eau de ce bain, prise en douche ascendante. La source douée de la prétendue vertu fécondante, alimente une large piscine divisée en deux compartiments destinés aux deux sexes, et qui peut contenir au moins quinze personnes à la fois de chaque côté.

Le bain des Romains est, comme nous l'avons déjà dit, un établissement neuf ou plutôt renouvelé, situé au centre de la ville, en face du bain National et au milieu de la chaussée. C'est ce qu'on appelait autrefois le bain des Pauvres et qu'on aurait pu aussi justement nommer le pauvre bain, tant il était vieux, délabré et de piteux aspect.

Aujourd'hui, grâce à la subvention obtenue de l'Etat, en 1837, par M. de Monicault, alors préfet des Vosges, des travaux exécutés sous l'habile et intelligente direction de M. Grillot, architecte du département, ont converti cette piscine, presque abandonnée et à ciel ouvert, en un charmant pavillon, surmonté d'un dôme vitré, et renfermant 24 cabinets spacieux et élégants, munis d'une douche avec les accessoires nécessaires pour les injections ; ainsi que nous l'avons déjà dit, ce pavillon est un rendez-vous de promenade très-fréquenté pendant les temps pluvieux et les fraîches matinées de l'automne. Son pavé en marbre des Vosges, chauffé par l'eau même de la source, ne contribue pas peu à y attirer les baigneurs qui fuient l'humidité et le froid, si désagréables partout, mais qui ne le sont nulle part autant qu'à Plombières.

Le bain des Dames est situé dans le haut de la principale rue de la ville ; il est divisé en deux parties : le rez-de-chaussée contient deux piscines destinées au service des indigents admis à faire gratuitement usage des eaux thermales, et aux malades de l'hôpital, ainsi que des cabinets de douches garnis de baignoires ; à côté jaillit une source disposée en buvette. Au premier étage on trouve une vaste salle d'attente entourée de seize cabinets. Ici, comme au bain des Romains, le pavé est chauffé par l'eau des réservoirs destinés aux bains et aux douches.

Ces cinq établissements qui, réunis, peuvent donner chaque jour plus de huit cents bains, sont alimentés par diverses sources, qui ont reçu des noms différents et qui offrent des températures diverses : ainsi la source Müller, s'échappant par plusieurs jets isolés, est à 56 degrés; celle du bain des Dames, à 52; celle de Bassompierre, qui alimente en même temps une étuve, est une des plus chaudes, elle a 60 degrés; mais celle du bain des Romains en a 69. Le trou des Capucins, en source fécondante, porte 55 degrés; celle du bain National, 54; celle dite Simon, 55; l'eau de la fontaine du Crucifix, qui jaillit sous les arcades, et dont on n'use qu'en boisson, a 49 degrés; celle de la fontaine de la Préfecture n'en a que 27. Enfin, il y a un groupe de sources dites savonneuses, dont deux sont à peine tièdes, et la troisième presque froide. En tout dix sources principales, non compris la source ferrugineuse, dite la source Bourdeille, dont nous parlerons plus tard.

On voit que nous avions raison de dire que Plombières est un des établissements thermaux les plus riches en sources et en établissements de bains; aussi chaque année y voit-on affluer un grand nombre de malades qui viennent demander à ces sources bienfaisantes un soulagement à leurs douleurs, et il est rare que leurs vœux ne soient pas exaucés; si les eaux de Plombières ne guérissent pas tous les maux contre lesquels on les prescrit d'habitude, au moins les soulagent-elles d'une manière notable; bien peu de personnes ont à se plaindre de leur impuissance, et il est plus rare encore qu'elles aient produit de mauvais effets.

Sous quelque forme qu'on les prenne, elles ne déterminent aucun accident redoutable; leur usage, soit à l'intérieur, soit à l'extérieur, n'occasionne aucune de ces crises violentes qu'on remarque dans d'autres établissements, et cependant elles ne manquent ni de puissance ni d'efficacité; dans les premiers jours, elles causent quelquefois une légère agitation, un peu d'insomnie, quelque peu d'embarras dans les digestions; mais ces accidents, outre qu'ils sont peu marqués, ne sont pas d'une longue durée et sont loin d'atteindre les proportions de ce que, dans les établissements de cette nature, on appelle la fièvre thermale.

Dans un second article, nous parlerons de leur composition chimique, des maladies contre lesquelles elles sont conseillées, de leur mode d'action, et enfin de tout ce qui a rapport à un établissement qui est, sans contredit, l'une des choses les plus remarquables de notre beau département.

La réputation des eaux thermales de Plombières date de très-loin, ce qui est une preuve de plus que cette réputation n'est ni une affaire de mode ni le résultat d'un engouement passager. En fouillant l'histoire de la Gaule, on acquiert la preuve que du temps d'Attila les bains de Plombières étaient déjà connus, et si l'on veut en croire les savants qui ont fait à ce sujet des recherches historiques, particulièrement le docteur Turck qui, sur ce point, laisse peu à désirer, il faut admettre que la fondation de Plombières est due aux Romains.

Notre but n'est point d'entrer dans cette controverse, qui ne peut trouver place que dans une histoire complète et serait un véritable hors-d'œuvre dans une simple notice; ce que nous tenons seulement à constater, c'est que la renommée de Plombières n'est point usurpée, qu'elle est, au contraire, de très-bon aloi, car, elle n'est due qu'à l'efficacité de ses eaux et aux effets qu'elles produisent sur les nombreux malades qui y affluent chaque année, non-seulement de tous les points de la France, mais même de l'étranger.

Elles sont conseillées surtout dans les affections chroniques des voies digestives, dans les gastralgies, dans ces atonies si fatigantes de l'estomac qui succèdent souvent aux maladies longues et graves. Elles conviennent aussi à merveille aux personnes du sexe atteintes de ces maladies cruelles, trop fréquentes chez elles, qui ont leur siége dans les organes génito-urinaires, et qui résistent, la plupart du temps, au traitement le plus rationnel et le mieux entendu.

Si c'est l'estomac qui est le siége de l'affection dont on vient chercher la guérison à Plombières, on devra, outre les bains, faire surtout usage des eaux en boisson; en ce cas, c'est à la fontaine du Crucifix ou à celle du bain des Dames qu'on a plus particulièrement recours; généralement c'est par la première que l'on commence, mais quelques estomacs paresseux s'accommodent mieux de la seconde qui est plus chaude de quelques degrés. Quelques baigneurs se trouvent bien d'aller, avant le dîner, boire deux ou trois verres de l'eau froide-ferrugineuse de la source Bourdeille, située au centre d'un bassin circulaire, au milieu de la promenade des Dames; cette eau est remarquable par sa fraîcheur et sa limpidité; elle donne du ton à l'intestin et fait promptement disparaître la constipation, lorsqu'elle tient à l'inertie de cet organe.

Mais, si l'eau prise en boisson convient dans les maladies où l'estomac est le siége principal de l'affection, les douches et les bains sont plus particulièrement réservés pour les cas où l'intestin se trouve surtout affecté; les bains de vapeurs, en agissant sur la peau et en déterminant sur cet organe une salutaire dérivation, réussissent très-bien dans ces circonstances.

Les eaux de Plombières conviennent parfaitement aussi dans les engorgements du foie, survenus à la suite des irritations chroniques des voies digestives; dans ces occasions, elles sont même préférables à celles de Vichy, qui souvent agissent avec trop d'énergie et sont trop excitantes.

Selon le docteur Turck, qui a une grande habitude de l'emploi de ces eaux, elles sont propres aussi à combattre certaines maladies de la peau, les rhumatismes, la goutte, les tumeurs blanches, les tumeurs cancéreuses de certains organes, la paraplégie, l'hystérie, et, enfin, les inflammations des muscles, des os, des cavités synoviales survenues à la suite de fractures, d'entorses et de luxations; il les croit puissantes aussi contre les paralysies succédant aux apoplexies.

Mais, ces eaux paraissent peu convenir aux tempéraments lymphatiques, et elles seraient surtout nuisibles, dit M. Constantin James, aux personnes dont la poitrine est délicate, car, elles ont le fâcheux privilége d'accélérer le développement et le progrès des tubercules pulmonaires.

Quelle que soit la manière dont on croie devoir user de ces eaux, il est certain qu'elles ont pour effet constant d'augmenter l'appétit, de faciliter les digestions et d'accroître d'une manière sensible la secrétion urinaire : est-ce par leur composition chimique qu'elles agissent? Tout porte à le croire, bien qu'il soit certain qu'elles sont peu minéralisées, puisqu'un litre de l'eau du Crucifix, par exemple, qui est celle dnot on boit le plus généralement, ne contient, dit M. James, que 28 centigrammes de substances fixes dont le carbonate de soude forme plus de la moitié. Il y a aussi un peu d'acide carbonique et d'azote.

Ce sont donc, chimiquement parlant, dit le même auteur, des eaux tellement insignifiantes qu'on ne sait à quelle classe les rattacher; et pourtant, on ne saurait douter que ces eaux ne jouissent de propriétés thérapeutiques très-réelles et très-remarquables.

On a prétendu, dans ces derniers temps, que les eaux de Plombières contenaient aussi de l'arsenic, assaisonnement que MM. les chimistes s'accoutument à rencontrer partout :

Aimez-vous l'arsenic, on en a mis partout.

Nous n'insisterons pas sur ce point fort controversé et qui a été naguère le sujet d'une discussion fort animée entre MM. les docteurs Turck et Hutin, discussion qui n'est pas toujours restée, il faut bien le dire, dans les limites d'une polémique purement médicale ; nous dirons seulement que si l'arsenic existe réellement dans les eaux de Plombières, nous pouvons affirmer qu'il n'y est qu'à dose fort minime et à l'état de division telle qu'il n'y a jamais produit d'effet fâcheux (1).

Nous avons dit que chaque année Plombières est le rendez-vous d'un grand nombre de malades, sans compter les oisifs, les ennuyés et les curieux qui lui apportent aussi un notable contingent. Ce n'est pas que la ville offre par elle-même beaucoup de distractions, à part la lecture des journaux, un jeu qui ne sort pas de limites assez modestes et qui ne ressemble en rien à ce qui se voit à Baden, à Hambourg, et ailleurs, les réunions du soir dans le salon de conversation et quelques bals fort brillants, qui, de temps en temps, viennent rompre la monotonie de la vie des baigneurs, Plombières n'a rien de curieux ni de bien attrayant. Nous n'y connaissons de remarquable que l'art avec lequel on y travaille le fer poli, dont on fait de véritables bijoux de toutes sortes dont chacun se plaît toujours à emporter quelque échantillon ; mais, ce qu'il y a

(1) Des travaux récents, et notamment par des expériences faites par M. Couniot, pharmacien à Epinal, ont mis hors de doute la présence de l'arsenic dans les eaux de Plombières.

de vraiment beau dans ce pays, ce sont les promenades : notre cadre, nécessairement fort étroit, ne nous permet pas d'entreprendre leur description, et c'est à notre grand regret, car il n'est pas possible de parcourir un pays plus pittoresque et plus accidenté; mais, nous ne pourrions, sans sortir des limites restreintes qui nous sont tracées, décrire convenablement tout ce qu'il y a de curieux à visiter dans ces environs si frais, si riants, si variés surtout, principalement du côté de Saint-Loup, où l'on est conduit par une route charmante, véritable allée de parc, toujours bien sablée, bien entretenue, et se développant au milieu des bois et des prairies, le long de l'Eaugronne, dont les eaux limpides et fraîches ajoutent un grand charme à cette délicieuse vallée. . . . .

Nous devons nous borner à citer la promenade des Dames, belle et large avenue d'arbres magnifiques, qui offre aux convalescents et aux valétudinaires l'ombre, le repos et le silence qu'ils recherchent. C'est au milieu de cette promenade qu'on trouve la source Bourdeille des propriétés de laquelle il a déjà été question. Au bout de la promenade des Dames et en tournant à gauche, vis-à-vis l'ancienne fayencerie, qu'un incendie a détruit il y a quelques années, on trouve une allée sinueuse, ombragée, côtoyant un ruisseau d'eau limpide et bruyante, et qui, en gravissant insensiblement un coteau couvert de bois, conduit à la fontaine du Renard, ainsi nommée sans doute de quelque histoire de chasse que notre mémoire n'aura pas retenue.

Mais, de toutes ces promenades, parmi lesquelles on n'a que l'embarras du choix, la plus remarquable est celle qui aboutit à ce qu'on appelle la Feuillée, espèce de terre-plein ou de salon de verdure, situé au sommet d'une côte et d'où l'on jouit d'un des spectacles les plus splendides, les plus admirables qui se puissent voir; à vos pieds s'étend le beau village du Val-d'Ajol, peuplé de plus de 7,000 habitants, dont les maisons, jetées au milieu de verdoyantes prairies, animent et peuplent la vallée. A l'est, l'horizon est borné par la montagne de la Vêche, dont les flancs sont couverts de sapins et dont le sommet s'élève à plus de 700 mètres au-dessus du niveau de la mer.

Vers sa pente nord se trouve la vallée des Roches, autrefois aride et sauvage, et donnant aujourd'hui passage à une fort belle route, qui relie Remiremont à Fougerolles. C'est en suivant cette vallée qu'on trouve les restes de l'abbaye d'Hérival, but fréquent des excursions des baigneurs et l'un des points les plus curieux à visiter de cet admirable pays.

Enfin, nous ne devons pas oublier la fontaine Stanislas, sorte de monument agreste auquel conduisent différents chemins tracés dans les bois, et tous plus jolis les uns que les autres. C'est là qu'aiment surtout à se rendre les baigneurs qui y font de fréquents pélerinages et qui en reviennent toujours par des chemins différents de ceux qu'ils ont pris pour y aller; cette fontaine, dont le nom rappelle une mémoire chère à la Lorraine, est une des curiosités du pays et l'un des points les plus visités. Mais, ce n'est pas là le seul souvenir qu'ait laissé l'excellent prince auquel elle est dédiée, et ce n'est pas pour le seul fait d'avoir donné son nom à une source que Stanislas a reçu le nom de bienfaisant. Des œuvres utiles, des bienfaits sans nombre, la fondation de l'hôpital, celle de bains gratuits assurés à perpétuité aux malades indigents : voilà surtout ce qui recommande sa mémoire à la bénédiction des habitants de Plombières, et ce n'est pas sans un amer regret qu'ils ont dû lire, dans un ouvrage récent, des lignes échappées à la plume d'un homme recommandable à plus d'un titre, dans lesquelles, attribuant sans hésitation à Stanislas des calamités qui étaient bien plus la faute de son temps que la sienne propre, il adresse à cette image bénie des paroles de malédictions, qu'assurément l'auteur n'a pas trouvées dans son cœur, car, elles ne sont qu'une triste concession aux exigences de l'époque et un hommage malheureux aux passions politiques, dont ne savent pas toujours se préserver même les intelligences les plus élevées. Quoi qu'il en soit du jugement plus que téméraire, porté dans l'ouvrage en question sur la mémoire si justement vénérée de Stanislas, non-seulement la postérité l'a depuis longtemps démenti, mais la reconnaissance populaire proteste sans cesse contre ces calomnies intéressées; et l'on peut s'en rapporter à ce dernier témoignage, car, le peuple, dans son éternelle impartialité, n'honore que le souvenir des princes qui se sont toujours montrés amis éclairés de la justice et de l'humanité.

BAINS.

L'établissement thermal de Bains n'est situé qu'à 12 ou 15 kilomètres de celui de Plombières, en mesurant la distance à vol d'oiseau, et cependant aucune route, aucun chemin, ne vient les relier. Comme si la similitude de leur destination avait créé entr'elles une rivalité nécessaire, ces deux villes restent étrangères l'une à l'autre, et semblent craindre, en ouvrant des communications, que leurs hôtes respectifs, abandonnant leurs habitudes de chaque année, ne se trompent de direction et ne portent mutuellement ailleurs leurs douleurs, leurs ennuis et surtout leur libéralité.

Cela est regrettable à tous égards, et nous croyons que, si la chose est d'ailleurs praticable, ce que nous n'oserions affirmer, aucune de ces deux villes n'aurait à perdre à se donner la main, peut-être même y gagneraient-elles l'une et l'autre, car le pays pittoresque et accidenté qui les sépare pourrait se transformer en promenades au bout desquelles l'une pourrait servir de but pour les excursions des baigneurs de l'autre, et réciproquement.

Quant à se nuire, nous ne pensons pas que cela soit possible, car si Plombières a des eaux puissantes, des étuves renommées, des douches efficaces, Bains n'a rien à lui envier sous aucun de ces rapports. Plombières possède, il est vrai, dix sources principales dont nous avons parlé, mais Bains n'en a pas moins de treize, fournissant, en vingt-quatre heures, deux cents mètres cubes d'eau, d'une température de 24 à 51 degrés centigrades. Il y a là, on le voit, de quoi établir l'équilibre entre les deux établissements, mais non créer une rivalité, et l'on peut affirmer d'ailleurs que des communications faites ne changeraient rien à leur condition actuelle, du moins sous le rapport de leur fréquentation. Plombières est plus spécialement et resterait toujours le rendez-vous d'une société plus bruyante, plus avide de plaisirs, plus élégante et plus riche peut-être; tandis que Bains est plus particulièrement fréquenté par les fortunes modestes, par les personnes tranquilles, *par les vrais malades*, qui recherchent le calme et fuient la foule.

D'ailleurs, leurs eaux, bien qu'offrant quelque similitude, ayant des propriétés qui leur sont communes, sont pourtant différentes dans leur composition chimique et dans leur mode d'action. Ainsi, comme celles de Plombières, les eaux de Bains sont transparentes, limpides, sans odeur et à peu près sans saveur; comme elles, leur minéralisation est presque nulle, puisqu'on n'y trouve que quelques centigrammes de sel par litre; mais si à Plombières c'est le carbonate de soude qui domine, à Bains c'est le sulfate de soude. Si les eaux de Plombières ont une action spéciale sur tel ou tel organe, et ne peuvent se prescrire que dans certaines affections particulières que nous avons énumérées, les eaux de Bains n'agissent pas plus activement sur un organe que sur un autre; elles sont très-bien supportées sous quelque forme qu'on les administre; et, pour notre compte, nous ne connaissons guère de maladie qui n'y trouve quelque soulagement. « Elles sont essentiellement *amies du corps*, avait coutume de dire le respectable docteur Bailly, qui a été longtemps l'inspecteur de ces eaux, et qui avait une grande habitude de leur administration; elles sont surtout avantageuses dans les convalescences pénibles qui succèdent souvent aux maladies graves, alors que les remèdes sont sans efficacité, que les moyens ordinaires échouent, et qu'on ne sait plus, comme on dit vulgairement, à quel saint se vouer. En effet, elles modifient légèrement la sensibilité de la membrane nerveuse des voies digestives, et, en se mêlant heureusement aux divers fluides de l'économie, régularisent le jeu des organes, rétablissent et entretiennent cet équilibre des fonctions, qui constitue la santé. »

Bains est d'ailleurs une assez jolie petite ville, agréablement située dans un vallon arrosé par des eaux limpides, et entourée de toutes parts de côteaux couverts de bois. Ainsi que nous l'avons dit, on y compte 13 sources, qui, pour la plupart ont été aménagées de telle manière que de leur mélange, heureusement combiné, il résulte une chaleur moyenne qui permet de les employer immédiatement. On y trouve deux établissements thermaux, dont les dénominations semblent avoir été trouvées pour constater le contraste le plus tranché. On les appelle le Bain-Neuf et le Bain-Vieux, et il se trouve que depuis les réparations si intelligentes qui y ont été faites récemment, sous la direction de M. Gahon, architecte d'Epinal, c'est le Bain-Vieux qui est neuf, et le Neuf qui tombe de vétusté.

« Le Vieux-Bain est un petit édifice charmant, dit M. Constantin James, qui se plaît dans la description qu'il en a faite; il est du meilleur goût et rappelle tout à fait les anciens thermes romains, tels qu'ils sont décrits dans les auteurs, tels qu'on en voit encore dans quelques villes d'Italie. Au rez-de-chaussée sont trois jolis piscines, dont l'eau se renouvelle sans cesse, et sur les côtés de nombreux vestiaires où les baigneurs déposent leurs vêtements. Il y a aussi des cabinets pour les douches, mais pas de baignoires : celles-ci se trouvent au premier étage, autour duquel règne un balcon qui communique avec les cabinets de bains et domine les piscines. Enfin, la toiture est plate et disposée en terrasse pour la promenade. Au milieu s'élève une coupole vitrée, d'une forme gracieuse et élégante, qui donne l'air et la lumière à flots à l'intérieur de l'édifice. »

Le Bain-Neuf ne mérite sous aucun rapport les mêmes éloges : c'est un grand bâtiment, dont l'aspect n'a rien de monumental et indique plutôt un hôpital que toute autre chose. Il renferme trois piscines ovalaires, rangées les unes à la suite des autres, et chacune d'une température différente, ainsi que des cabinets pour bains et pour douches. Il est fâcheux que l'usage se soit conservé là, comme dans d'autres établissements thermaux, que les hommes et les femmes se baignent dans les mêmes piscines. On pourrait facilement remédier à ce que nous n'hésitons pas à appeler un inconvénient; il serait plus convenable que chaque sexe se mît à part, nous croyons que la décence et les mœurs n'y perdraient rien. Nous nous rappelons que quelque temps avant la révolution de Février, M. le Ministre de l'agriculture et du commerce, visitant l'établissement de Bains, fut frappé de cette choquante anomalie, et en dit franchement sa pensée à M. de la Bergerie, alors préfet des Vosges : il fut alors sérieusement question d'y remédier ; mais les événements survinrent, qui créèrent bien d'autres soins à l'administration, et nous ne sachons pas que la République se soit montrée jalouse de réformer un abus signalé sous la monarchie. Peut-être n'a-t-elle vu là qu'une pruderie un peu outrée : quoiqu'il en soit, notre observation subsiste, peut-être un jour portera-t-elle ses fruits.

Les deux sources dont l'eau est le plus en usage pour boisson sont : la source romaine, qui a 46 degrés, et celle du robinet de fer, qui en a 51.

Comme ces eaux occasionnent souvent, surtout au début, une constipation qui se prolonge pendant quelques jours, les malades ont coutume de boire d'une eau légèrement laxative qu'on va puiser à la fontaine de la Vache, désignation fort peu poétique comme on voit, et qui ne tient à aucune légende. Elle tire son nom tout simplement de ce que les vaches y allaient boire avant qu'elle fut renfermée comme elle l'est aujourd'hui.

La vie qu'on mène à Bains est des plus paisibles, et c'est ici surtout que le contraste se révèle entre cet établissement éminemment pacifique et son aristocratique voisine. Autant la clientèle de Plombières est bruyante, active, sans cesse en excursions, tantôt au nord, tantôt au midi, en calèche, à cheval, à âne même, toujours à la poursuite de quelque plaisir, à la piste d'un bal ou d'un concert, autant celle de Bains est tranquille, rangée, d'une existence régulière et tirée au cordeau. Là, les bals sont rares, les concerts inconnus; les bruyantes cavalcades y passeraient pour une infraction au régime, et les promenades concertées de longue main, exécutées en foule, y sembleraient une atteinte à la monotonie un peu patriarchale des habitudes. Aussi Bains voit-il à peu près toujours la même clientèle, et nous connaissons des personnes qui, depuis quinze ans, s'y rendent avec la plus religieuse assiduité; il leur manquerait assurément quelque chose, si chaque année elles n'allaient passer au moins une saison dans ce séjour du calme et de la santé. Nous insistons surtout sur ce dernier mot, parce que chaque année, au début de la saison, on a soin de répandre le bruit de quelque maladie contagieuse qui y exerce ses ravages, juste au moment où les habitués se disposent à s'y rendre. Nous ne savons en vérité à quoi ni à qui attribuer cette malencontreuse réputation qu'on veut absolument infliger à Bains d'être un foyer d'épidémies ; hé bien ! la vérité est que l'air qu'on y respire est fort sain, et que les gens qui y arrivent malades ne tardent pas à y recouvrer la santé. Comment en serait-il autrement ? Non-seulement la ville est située de manière à être à l'abri des fâcheuses influences du voisinage, mais les sources sont elles-mêmes une cause de salubrité, et s'il y a un fait certain, c'est que sur mille personnes qui s'y rendent chaque année, la plupart habituées depuis plusieurs années, plus des trois quarts s'en trouvent à merveille et y recouvrent complètement la santé.

Il faut bien le dire, les promenades n'ont rien de remarquable à Bains ; nous n'en connaissons guère que deux qui méritent un peu ce nom, et encore leur a-t-on infligé les noms fort peu poétiques de la *Rangaine* et de la *Dégaine ;* cependant les environs ne manquent ni d'agrément, ni même d'une certaine beauté. Ainsi, le chemin qui conduit à Trémonzey, à travers un bois fort touffu, aboutit à une vallée qui a son charme, sa sauvagerie, et qui abonde en cerisiers avec le fruit desquels se fabrique un des meilleurs kirschs du pays. Si, en suivant la route de Fontenoy, à environ deux kilomètres de Bains, on tourne brusquement à gauche, on trouve un chemin tracé entre deux bois, bien couvert et bien ombragé, qui vous conduit au lieu dit la Pipée, où existe une tréfilerie, dépendante de la grande manufacture de Bains et l'une des créations de M. Falatieu.

Mais c'est surtout ce magnifique établissement, que, dans le pays, on ne désigne que sous le nom de la *Manufacture*, qu'il faut visiter, si l'on veut avoir une idée de toutes les merveilles que peut créer le génie industriel uni à une vaste intelligence et à une grande fortune. Nous ne pouvons entreprendre la description de ce gigantesque asile ouvert à l'industrie métallurgique par l'un des hommes les plus remarquables de notre pays et de notre temps; cela dépasserait de beaucoup le cadre que nous nous sommes tracé, et sortirait d'ailleurs de notre spécialité; mais nous ne pouvons nous empêcher de rendre ici un juste et solennel hommage à la mémoire de M. le baron Fallatieu, ancien député des Vosges, créateur de la manufacture de Bains. Cet homme excellent fut en effet le véritable bienfaiteur de ce pays, non-seulement en y créant un centre d'industrie où les ouvriers trouvent une existence assurée par un travail qui, bien que pénible, est du moins permanent et sans chômage, mais en sachant encore récompenser le travail en adoucissant la misère dont il n'est pas toujours le préservatif certain. En visitant l'établissement qui sortit de ses mains créatrices, et qui est resté dans sa famille, on y retrouve partout la mémoire de ses bienfaits, unie à la tradition des procédés de fabrication qu'il sut trouver, et qui n'ont fait que se perfectionner depuis. C'est là qu'on peut s'assurer à quel degré M. Fallatieu possédait l'intelligence des grandes affaires, et jusqu'où il portait sa sollicitude pour toutes les familles de ceux qui avaient été les artisans de son immense fortune. C'est là que le plus humble habitant vous dira que cet homme de bien ne se contentait pas de donner de l'ouvrage à tous les âges qui pouvaient le supporter, mais qu'il allait au-devant de tous les besoins pour les satisfaire. Ainsi, grâce à lui, l'enceinte de la manufacture de Bains renferme une école, une église, une pharmacie; chaque famille y a un logement, un jardin et le bois de chauffage nécessaire à sa consommation; l'enfant y est élevé et le malade soigné aux dépens du propriétaire; une petite pension vient ajouter à l'aisance du vieillard usé au service du maître, une autre met l'infirme à l'abri du besoin. Ouvriers, commis, employés de tous genre, de toute condition, ont droit aux mêmes bienfaits, en rendant les mêmes services, et l'on peut dire que tous ne forment qu'une seule et même famille. Hâtons-nous d'ajouter que ces nobles traditions existent encore aujourd'hui, et que les héritiers de M. Fallatieu n'ont pas seulement recueilli ses grands biens, mais qu'ils ont soigneusement conservé ses habitudes de bienfaisance; aussi, la mémoire du fondateur de la manufacture de Bains est-elle bénie dans la contrée qu'il a remplie de ses bienfaits, et celle de ses continuateurs est-elle promise d'avance à la vénération des générations dont ils sont aujourd'hui la Providence.

DE QUELQUES SOURCES MINÉRALES PEU CONNUES.

Nous avons successivement parcouru les divers établissements d'eaux minérales qui se rencontrent dans les Vosges ; nous en avons décrit la position, constaté l'importance, énuméré les avantages. D'un coup-d'œil rapide, nous avons fait la description succinte, mais aussi fidèle que possible, de chacun d'eux, et nous croyons avoir démontré que sous le rapport de l'abondance et du nombre des sources, comme sous celui de l'énergie, de l'efficacité de leurs eaux, de la beauté des sites dont elles sont environnées, le département des Vosges n'a rien à envier aux autres départements de la France.

Mais les sources d'eaux minérales dont nous avons parlé, que nous avons tour à tour examinées, ne sont pas les seules qui existent sur toute l'étendue du département. Nous nous sommes borné, il est vrai, jusqu'ici à décrire les établissements connus, qui jouissent d'une réputation déjà ancienne, où se trouvent réunies toutes les conditions nécessaires pour l'exploitation industrielle des sources, pour faire profiter les malades des qualités de ces eaux, reconnues et constatées par la science, jouissant d'une notoriété acquise et confirmée par une longue expérience; mais nous avons à signaler plusieurs autres sources, dont la composition chimique paraît se rapprocher, au moins pour quelques-unes, de celles que nous avons fait connaître, et auxquelles il ne manque, pour acquérir une réputation qui les mette un jour au niveau des autres, qu'un usage plus longtemps continué, quelques expériences décisives, ou peut-être seulement l'un de ces heureux hasards qui ont fait quelquefois la fortune de certains établissements.

La plus importante des sources *inconnues* de notre pays, est sans contredit celle qui est située près de Saint-Vallier, petit village du canton de Dompaire, à 12 kilomètres environ nord-ouest d'Epinal. Depuis longtemps, les personnes des environs atteintes de maux de reins, celles dont les urines déposaient quelques graviers, en faisaient usage et en tiraient quelques avantages. Ces succès, auxquels il ne manquait qu'un peu de retentissement, éveillèrent, dès 1832, l'attention de la Société d'Emulation, qui nomma une commission chargée de faire faire l'analyse des eaux de cette fontaine, et de s'occuper de tout ce qui pourrait se rattacher à cette source, afin d'en constater les qualités médicatrices, et d'appeler sur elle, s'il y avait lieu, la sollicitude de l'autorité.

L'analyse qui fut faite, sous les yeux de cette commission, révéla dans les eaux de la fontaine de Saint-Vallier des qualités qui les rapprochent beaucoup de celles de Contrexéville, et en attendant que l'administration pût s'occuper utilement de l'avenir de cette source, il fut décidé qu'elle serait chambrée, afin d'empêcher les eaux des terrains bas et fangeux au milieu desquels elle est placée, de se mêler aux siennes et d'en altérer ainsi la pureté, en changeant les éléments de sa composition chimique. Depuis ce temps, la réputation de la fontaine de Saint-Vallier s'est accrue; un grand nombre de personnes en a fait usage, quelques succès sont venus justifier le bien qu'on en avait publié jusque-là, mais rien de sérieux n'a été tenté pour la faire sortir de l'obscurité à laquelle elle semble condamnée, et pour lui donner quelque renommée, que sans doute elle justifierait. Quelque temps après la révolution de 1848, lorsque M. le docteur Turck, qui avait un instant administré le département en qualité de commissaire du Gouvernement provisoire, siégeait à l'Assemblée constituante, on sembla vouloir s'occuper enfin des eaux de cette source. Le Ministre de l'agriculture et du commerce, stimulé par les pressantes sollicitations de M. Turck, nous en fit demander un échantillon, et nous nous empressâmes d'en adresser quelques litres à M. Delambre, alors chef de la division des établissements thermaux. Une analyse régulière devait en être faite, nous disait-on, et si le résultat répondait aux espérances qu'avaient fait naître l'usage qu'on en avait tenté dans le pays et les succès peu retentissants, il faut l'avouer, qu'on en avait obtenus, alors on prendrait des mesures propres à assurer l'avenir de cette source, et on essaierait de créer là un établissement qui pourrait avoir des chances de réussite. Depuis lors, il n'en a plus été question; soit que l'analyse n'ait point été satisfaisante, soit que la perturbation apportée dans les diverses administrations par les événements qui se sont si rapidement succédés depuis trois ans, ait fait perdre de vue des projets peu arrêtés, soit tout autre motif, dont on peut trouver la raison dans cette extrême mobilité d'idées et d'impressions, qui caractérise à un si haut point la société française, depuis les plus hautes régions du pouvoir jusque dans les degrés les plus inférieurs, toujours est-il que la source de Saint-Vallier est restée jusqu'ici ce qu'elle est depuis 1832, c'est-à-dire oubliée, méconnue, négligée, au grand détriment des intérêts du pays, qu'un établissement en ce lieu favoriserait singulièrement, et quoique des succès bien constatés, qu'une expérience de chaque jour ne permet plus de mettre en doute, militent en sa faveur et plaident éloquemment une cause qui mériterait de n'être pas à jamais perdue.

En 1833 ou 1834, en forant un puits artésien dans la commune de Bulgnéville, chef-lieu d'un des cantons de l'arrondissement de Neufchâteau, on fit jaillir une source dont l'eau sembla offrir des propriétés médicinales que l'expérience ne tarda pas à constater. Quelques personnes atteintes d'affections de l'estomac en éprouvèrent un soulagement marqué, ce qui détermina M. Marand, alors maire de la commune et membre du conseil général des Vosges, à en faire faire l'analyse chimique. Cette opération délicate, confiée à notre savant et modeste collègue, M. Braconnot, de Nancy, donna les résultats les plus satisfaisants, et mit hors de doute l'existence dans l'eau de la source jaillissante de Bulgnéville de substances minérales, dont quelques-unes sont douées de propriétés médicales bien connues, telles que le sulfate de soude, le sulfate de magnésie et une certaine quantité d'acide carbonique libre. Malgré ce début encourageant, malgré les efforts qui furent faits et par M. Marand lui-même, et par M. Laurent, alors sous-préfet de l'arrondissement, en dépit de la publicité, peut-être un peu exagérée, donnée aux succès obtenus par les personnes qui avaient fait usage de ces eaux, le but ne fut pas atteint et la renommée se refusa à emboucher sa trompette en faveur de la fontaine de Bulgnéville. Aujourd'hui, on n'en parle presque plus, et les personnes de la localité sont à peu près les seules qui en fassent usage. Peut-être ne faudrait-il qu'un peu de persévérance dans les moyens de publicité, pour arriver enfin à donner à l'eau de Bulgnéville la notoriété qu'elle paraît mériter; mais la persévérance n'est pas la qualité dominante de l'esprit français, et jusqu'à ce qu'un administrateur habile et entreprenant se charge de vaincre l'indifférence du public, à force de publicité et de bruit, il est à craindre que le pays ne voie pas se réaliser les avantages qu'il retirerait certainement de l'usage plus fréquent et plus habituel de cette fontaine salutaire.

On nous a signalé aussi l'existence d'une fontaine à Imbrecourt, hameau de Vouxey, canton de Châtenois, dans le voisinage de mines de fer actuellement en exploitation; d'une autre, dite la *Fontaine des Fées*, située sur le territoire de la commune d'Aroffe, même canton; d'une troisième, située près de Circourt, canton de Dompaire, qui paraît avoir quelqu'analogie avec la source de Saint-Vallier, dont elle n'est séparée que par quelques kilomètres.

Des renseignements que nous tenons de personnes dignes de foi nous permettent de signaler aussi une source d'eau ferrugino-gazeuse à Rouvres-la-Chétive, canton de Châtenois; M. Girardin, pharmacien à Neufchâteau, qui en a fait l'analyse, affirme qu'elle contient les mêmes éléments chimiques que l'eau de Contrexéville, et à peu près la même proportion d'acide carbonique libre: il cite l'exemple d'un habitant de Neufchâteau qui en a fait usage dans un cas de gravelle bien constatée et qui s'en est parfaitement trouvé; il ajoute que plusieurs autres personnes s'en servent dans les mêmes circonstances et en obtiennent de bons résultats. Enfin, on cite encore l'eau d'un puits artésien foré dans un puits ordinaire chez un habitant de Vrécourt, canton de Bulgnéville, et qui paraît avoir les mêmes propriétés que celle de la fontaine jaillissante de cette dernière ville.

Nous l'avouons, les détails nous manquent relativement à toutes ces eaux, et nous nous gardons bien de rien affirmer, quelque confiance que nous ayions, d'ailleurs, dans les personnes qui ont bien voulu nous adresser des renseignements dont nous leur sommes reconnaissants; mais, en matière pareille, il ne faut rien avancer que les preuves à la main, et ces preuves ne sont pas toutes à notre disposition; aussi, n'en parlons-nous ici que pour prouver la richesse de notre sol en sources minérales, et faire voir que si nous n'avons pas plus d'établissements régulièrement exploités et jouissant d'une réputation méritée, ce ne sont pas les ressources naturelles qui nous manquent, mais bien plutôt l'industrialisme et l'habileté nécessaire pour les exploiter (1).

Nous en étions là de la revue pittoresque de nos richesses en eaux minérales, lorsque la nouvelle d'une découverte importante en ce genre, faite aux environs de Neufchâteau, est venue jusqu'à nous : il ne s'agit de rien moins que de l'existence, à Dolaincourt, canton de Châtenois, d'une

(1) Il existe près de Vecoux, village situé sur la rive droite de la Moselle, à 4 ou 5 kilomètres au-dessus de Remiremont, une fontaine d'eau chaude, appelée Chaude-Fontaine. Elle n'est pas exploitée.

source d'eau sulfureuse, et nous devons à l'obligeance de MM. Girardin, pharmacien à Neufchâteau, et Voirin, maréchal expert à Imbrecourt, qui tous deux ont fait l'analyse de cette eau, les détails qui vont suivre.

Cette fontaine est située sur le territoire de Dolaincourt, lieu dit à la Surmerie, dans un pré appartenant à M. Millot, avoué à Neufchâteau. Elle coule au fond d'un bassin de 9 mètres 40 centimètres d'étendue sur 1 mètre 50 de profondeur. L'eau qui remplit entièrement le bassin a une très-forte odeur hépatique; sa saveur est très-fade, nullement saline, sa température de 14° 50, celle de l'air étant de 17°. L'eau, vue d'en haut, a l'aspect d'eau ordinaire mêlée d'encre dans la proportion d'un quart environ de son volume; elle présente la même couleur dans toute l'étendue du canal de décharge. La source donne quatre litres d'eau à la minute. Le bassin ayant été épuisé, on a pu constater, au fond et sur les côtés, un dépôt très-noir qui ne se dissout pas; au toucher, il fait éprouver aux doigts la sensation d'une graisse à demi-fondue, exhalant une odeur plus fortement hépatique que l'eau elle-même. Soumis pendant dix minutes environ à l'action de l'air, de très-noir qu'il était il prend la teinte cuivrée de l'indigo frotté par un corps dur ; desséché après les mains, il devient d'un gris de marne ; le frottement y fait reconnaître à l'œil nu l'existence d'une assez grande quantité de petites parcelles brillantes comme des cristaux salins, doux au toucher comme du mica.

L'eau de cette source est avidement recherchée par les animaux de l'espèce bovine ; le terrain qui l'environne est constamment couvert de pigeons ramiers et de tourterelles ; il n'y croît que des renonculacées et quelques graminées. L'eau coule du sud-ouest au nord-est ; le pré qui la contient est dominé par une forêt peu large, de l'autre côté de laquelle est un ravin profond, lequel est dominé lui-même par la côte de Blanchevoie, territoire de Vouxey. Cette côte, stérile aujourd'hui, est constamment labourée par des porcs très-avides de ce qu'ils y trouvent ; autrefois cultivé, ce terrain donnait des produits que l'odeur de soufre dont ils étaient imprégnés faisaient rejeter.

MM. Girardin et Voirin, après avoir recueilli une certaine quantité du limon formant le dépôt du fond du bassin, ainsi que de l'eau de la source, en ont fait l'analyse, et il résulte de leurs recherches que cette eau ne leur a paru contenir aucune trace de fer, d'iode ni de brôme, mais une très-grande proportion d'acide sulfhydrique libre, ce qui a été mis, pour eux, hors de doute, non-seulement par l'odeur sulfureuse très-intense exhalée par cette eau tant à la source, que lorsqu'ils débouchèrent les bouteilles dans lesquelles ils l'avaient soigneusement renfermée pour la transporter à Neufchâteau, mais aussi par son action sur une pièce d'argent qu'ils y laissèrent plongée pendant un certain temps et qu'ils en retirèrent toute noire. Elle leur a paru aussi renfermer des hydro-sulfures de potasse, de soude et de magnésie, ainsi que quelques traces de chaux; le dépôt contient de plus de la barrégine, en proportion non déterminée, et un corps tout particulier, dont les cristaux, que ces Messieurs n'ont pu isoler en assez grande quantité, leur ont paru ressembler à du mica.

Tels sont les détails qui nous sont donnés sur cette importante découverte, d'une source d'eau sulfureuse, unique jusqu'alors dans les Vosges, et dont l'analyse semblerait démentir l'assertion de quelques hommes de science de notre pays qui niaient la possibilité de l'existence de l'acide sulfhydrique et de la barrégine dans une source quelconque de notre pays. Nous ne savons si l'examen ultérieur, qui ne peut manquer d'être fait de l'eau de la fontaine de Dolaincourt, confirmera le jugement qui en est aujourd'hui porté par MM. Girardin et Voirin ; mais, en tous cas, on ne peut leur enlever le mérite d'avoir les premiers appelé l'attention des savants sur une découverte qui peut devenir si précieuse pour le pays, et, quel que soit le sort que l'avenir réserve à cette source, la reconnaissance publique ne peut leur faire défaut. Qu'ils reçoivent ici nos remercîments bien sincères : c'est à eux que nous devrons d'avoir pu compléter les documents que nous tenions à publier sur les eaux minérales du département des Vosges ; et, s'il y a quelque mérite à l'avoir fait, nous leur en attribuons la meilleure part, car nous n'avons fait, pour ainsi dire, que copier les renseignements qu'ils ont bien voulu nous adresser.

Ici se termine notre tâche ; nous désirons bien vivement n'être pas resté trop au-dessous du vaste sujet que nous avons entrepris, et pour lequel nous avons moins consulté nos forces que le désir d'être utile à notre pays ; notre tableau est nécessairement incomplet ; mais, qu'on y songe, ce n'est qu'une promenade que nous avons voulu faire avec nos lecteurs à travers notre département, et non un traité *ex-professo* sur les eaux minérales des Vosges. Il nous suffit d'avoir indiqué nos richesses sous ce rapport ; d'autres, plus compétents en pareille matière, complèteront un travail dont nous avons à dessein éloigné les détails scientifiques, pour n'y laisser que ce que nous avons pensé devoir être agréable et intéressant pour le lecteur.

Une erreur et un oubli.

En parlant de Plombières, nous avons commis une erreur matérielle, heureusement facile à corriger et qui, du reste, est sans importance : nous avons interverti les noms des deux principaux établissements, en attribuant au bain National ce qui appartenait au bain Tempéré et réciproquement. Nos lecteurs voudront donc bien rétablir les faits et au lieu de : *Bain National*, lire : *Bain Tempéré, et vice versâ.*

Quant à notre oubli bien qu'involontaire, il n'en est pas moins fâcheux, et nous tenons à le réparer amplement, car nous regrettons vivement de l'avoir commis.

Il est relatif à la belle manufacture établie, il y a quelques années, par M. Hildebrand, de Semouse, à l'extrémité de la promenade des Dames à Plombières, et sur l'emplacement même de la faïencerie détruite en 1842 par un incendie.

Cette magnifique création, due à l'heureuse initiative de l'un de nos industriels les plus recommandables, n'entretient pas moins de 200 ouvriers, et donne une vie, une activité incroyable à la ville de Plombières, pour laquelle elle est une précieuse ressource.

C'est là que se fabrique l'argenterie du pauvre et des fortunes modestes, c'est-à-dire des couverts en métal et tous les ustensiles indispensables à la bonne ménagère ; c'est de là que sortent une multitude d'outils, d'instruments aratoires et de jardin de toutes les formes et de toutes les dimensions, depuis la petite bêche qu'on donne comme jouet à un enfant jusqu'à la grande pelle terrassière ; enfin, c'est là aussi que des taillandiers intelligents dénaturent en un clin-d'œil les produits de la forge pour les transformer en objets de toute espèce, houlettes de berger, couperets de cuisine, haches de bûcheron, etc., enfin toute ce qui compose le nécessaire de l'artisan.

Nous le répétons, c'est là une œuvre belle et utile, et M. Hildebrand a bien mérité d'un pays où il a su créer un foyer d'activité et de travail qui assure l'avenir de cette population ouvrière, habituée à manier le fer et l'acier, qui se trouve ainsi hors des atteintes de la misère par la certitude de ne jamais manquer d'ouvrage.